MÉMOIRE

SUR LE TRAITEMENT

DE LA GOUTTE

ET DES

RHUMATISMES

AIGUS ET CHRONIQUES.

PARIS,

IMPRIMERIE DE H. FOURNIER ET Ce,

RUE SAINT-BENOIT, 7.

1844.

MÉMOIRE

SUR LE TRAITEMENT

DE LA GOUTTE

ET DES

RHUMATISMES,

PAR LE SIROP ANTI-GOUTTEUX

DE THÉODORE BOUBÉE,

PHARMACIEN A AUCH.

Quinzième Édition.

PARIS,

IMPRIMERIE DE H. FOURNIER ET Ce,

RUE SAINT-BENOIT, 7.

—

1844.

AVIS ESSENTIEL.

Après avoir suscité à son auteur des poursuites et des tracasseries sans nombre, l'envie, la jalousie, toutes les petites passions viennent d'être vaincues.

Le gouvernement vient de m'accorder un titre qui me permettra de poursuivre tout contrefacteur. Quatorze années de succès, et d'un succès inouï, ont enfin triomphé de bien des préventions, et le Sirop anti-goutteux reste sans contestation l'agent thérapeutique le plus actif et le mieux approprié contre toutes les affections arthritiques.

Il importe donc que des falsificateurs ne puissent pas porter atteinte à une réputation si bien établie ; aussi, je poursuivrai tout contrefacteur et tous ceux qui abuseront de mon nom, avec la dernière rigueur.

Prix de la demi-bouteille de Sirop anti-goutteux :

A l'étranger. . . . . . . 15 fr.
En France. 12

Les personnes qui feront usage de ce médicament sont instamment priées de faire bien attention à la signature apposée sur l'étiquette, qui doit être la même que celle de l'auteur posée ci-bas ;

De bien examiner les bouteilles qui leur seront remises ; voir que le cachet, incrusté sur verre, soit semblable à celui posé sur le goulot ;

Enfin elles sont aussi invitées à briser les bouteilles vides.

La contrefaçon de ce médicament, qui a été tentée soit en Belgique, soit en France, soit dans les colonies, en même temps qu'elle nuit à la réputation d'un médicament si précieux et unique dans ses effets, trompe l'attente des goutteux que les douleurs accablent. On l'évitera en prenant les précautions que j'indique et en me signalant les auteurs de ces fraudes.

L'Auteur.

AVANT-PROPOS

DE LA

QUINZIÈME ÉDITION.

A la fin de la dernière édition, qui a été tirée à soixante mille exemplaires, je crois devoir prévenir mes lecteurs de changements que je me propose de faire dans la présente, changements essentiels que l'expérience m'a démontrés aussi urgents qu'efficaces, et qui se rapportent tous à la manière d'user du Sirop anti-goutteux et à des modifications importantes dans le traitement.

Des personnes, en me faisant les plus grands éloges de mon Sirop anti-goutteux et des effets qu'ils en avaient obtenus, se plaignaient de la difficulté de le prendre entièrement; j'ai paré à cet inconvénient, et l'expérience a démontré qu'administré en lavements, il ne perdait rien de son efficacité.

D'autres se sont aussi plaints de ce qu'après la cessation des douleurs l'engorgement et l'atonie des parties persistaient encore quelque temps. Un liniment que je prescris pare à cet inconvénient et je suis heureux de pouvoir annoncer que j'a vaincu ces deux énormes difficultés, les seules qui aient mérité quelques objections.

Dorénavant, il demeure établi que mon traitement est le seul qui mérite de la confiance, le seul dont les effets soient persévérants, le seul qui ait résisté à une expérience de treize années, le seul enfin qui ait ébranlé l'hostilité des grands corps médicaux.

Si, en effet, on se donne la peine de jeter les

yeux en arrière, ne voit-on pas un nombre immense de moyens préconisés, brevetés contre la goutte, morts, ensevelis depuis treize ans; tandis que le Sirop anti-goutteux s'est répandu dans le monde entier, où il gagne toujours en réputation et en succès.

Ne voit-on pas, dans les grandes villes, des médecins, autrefois tous hostiles, maintenant ramenés par leur expérience, prescrire eux-mêmes un médicament qui a acquis un rang incontestable dans la thérapeutique.

Un tel succès, je le soutiendrai de tous mes efforts, et je profiterai avec ardeur de toutes les circonstances qui m'indiqueront soit des modifications, soit des améliorations dans ce traitement.

AVERTISSEMENT.

Les douleurs atroces causées par la Goutte, les ravages produits par cette affection, les moyens nuls de la thérapeutique pour la combattre, faisaient depuis longtemps ma sollicitude particulière. Je connaissais plusieurs préparations prônées avec emphase comme des spécifiques, mais que la raison publique avait depuis longtemps abandonnées, ou par prudence, ou à cause de leur incurie. Je résolus d'étudier cette maladie, d'observer par quels moyens la nature terminait ses paroxismes, quelles étaient les sécrétions interrompues, de quelle nature étaient les concrétions qui se formaient sur les articulations et sur toutes les parties où cette affection avait longtemps exercé ses ravages.

J'étudiai tous les auteurs qui avaient traité cette maladie, et particulièrement Hippocrate, Gallien, Rivière, Fernel, Sydenham, Dessault. Je me pénétrai de leurs doctrines, de leurs théories. Je joignis à cette étude celle des matières médicales de Murray, de Desbois, de Rochefort, d'Alibert; et, pénétré de mon sujet, mais vainement éclairé, je me remis de plus fort à observer la nature.

Je vis que la Goutte venait aux personnes, ou qui en avaient reçu le type de leurs pères, ou chez qui une vie active, des passions immodérées, un appétit vorace, l'habitude des liqueurs fermentées, avaient été subitement remplacés, ou par un régime plus sévère, ou par des habitudes plus sédentaires, ou par plus de modération.

Que les paroxismes s'annonçaient par une cessation subite de l'insensible transpiration, par l'exaltation du système nerveux, par la constipation, par la rareté des urines.

Qu'au contraire, leur déclin était précédé de sueurs locales abondantes, de selles plus fréquentes, d'urines abondantes et sédimenteuses, et accompagné d'un calme réparateur.

Utilisant ces observations, je crus que la différence dans les habitudes, enlevant à l'économie une partie de son énergie, l'inertie du tube intestinal causait et la constipation et la sécrétion des corps calcaires vers le dehors; que les pores obstrués par l'abondance de ces corps, n'exhalaient plus la transpiration arrêtée, causaient au dehors une irritation qui interceptait toutes les sécrétions intérieures, et particulièrement celles des uretères.

Avec ces données, je résolus de combiner un traitement qui remplît les conditions suivantes :

1° Que sudorifique et dépuratif, il rétablît au dehors l'équilibre nécessaire pour procurer d'abord des sueurs abondantes, et rétablir ensuite l'insensible transpiration;

2° Que tonique et léger purgatif, il rendît au tube intestinal son énergie, et facilitât le mouvement péristaltique;

3° Que diurétique, il irritât légèrement les uretères de manière à procurer leur sécrétion;

4° Que léger anti-spasmodique, il procurât le calme nécessaire à toutes les sécrétions.

Je pensai que, réunissant toutes ces propriétés dans un parfait équilibre, ce médicament ne pouvait manquer d'utilité contre les maladies arthritiques, encore vierges de tout moyen curatif.

Je résolus aussi de lui donner une forme commode et un goût agréable qui ne causât pas de nouveaux efforts chez des personnes déjà accablées de douleurs et de souffrances.

Après plusieurs essais, plus je me rapprochais de la nature, plus mes efforts étaient couronnés de succès. Enfin, j'ai le bonheur d'offrir au public un traitement qui ne se dément jamais, et dont les propriétés, comparées à tous les médicaments qui l'ont précédé, paraissent incroyables, quoiqu'elles ne soient que le résultat de l'observation assidue de la nature.

Il y a quelques années, lorsque ce traitement n'avait que quelques cures à son appui, les uns disaient que ses effets n'étaient dus qu'au hasard, à la disposition heureuse du malade; d'autres, que ce n'était qu'un léger palliatif qui diminuait momentanément les accès pour les produire à des temps plus rapprochés. De plus sinistres prophétisaient ce moyen comme un dérivatif perturbateur, devant être la source des plus terribles catastrophes. Enfin, de plus incrédules niaient et ses propriétés et ses effets.

Qu'est-il arrivé? que ce traitement, malgré ces fâcheuses prédictions, n'a produit que des effets salutaires chez toutes les personnes qui en ont fait usage, terminé les accès en quatre ou cinq jours, éloigné de deux années les paroxismes chez celles qui n'en ont pris qu'une seule fois, et chez d'autres, qui en ont fait un traitement préservatif, évité la moindre douleur dans le retour des paroxismes.

Que de vieillards qui, depuis longues années, ne vivaient qu'au milieu des souffrances les plus cruelles et les plus continues, privés de tout mouvement, mènent aujourd'hui une vie douce et vaquent à leurs affaires! Et, comme pour contredire le génie du mal, partout ce médicament a répandu le bien et procuré des résultats bien au-dessus des espérances de ceux qui l'ont employé.

De tous les temps, les médecins se sont livrés à une étude approfondie des fonctions du système darmoïde, considéré comme organe exhalant ; ils se sont d'autant plus attachés à la recherche des remèdes dits *sudorifiques*, qu'ils n'ignoraient pas que les troubles ou les irrégularités de l'exhalation cutanée sont suivis de maladies graves et opiniâtres. Ne voit-on pas, en effet, journellement le reflux de la transpiration à l'intérieur susciter des diarrhées, des dyssenteries, des hydropisies, des phlegmasies des membranes et des viscères, des toux laborieuses, des catarrhes suffocants? Qu'on ne s'étonne donc pas de l'usage fréquent des sudorifiques et des cures opérées par ces sortes de médicaments.

Les maladies contagieuses les plus meurtrières sont traitées par les méthodes sudorifiques avec le plus d'avantages. La fièvre jaune, qui fit en 1800 des ravages si effrayants dans l'Andalousie, trouvait dans les sueurs une cure le plus souvent salutaire (1). La *Suette anglaise*, qui parut pour la première fois en 1485 et qui fut tellement meurtrière que, sur cent malades, quatre-vingt-dix-neuf périssaient, ne fut maîtrisée que lorsqu'on eût recours aux sudorifiques (2).

M. Desgenettes, qui a si bien observé et décrit la peste d'Égypte en l'an 7, signale parmi les moyens qui lui ont réussi, pour se prémunir contre la contagion, *un état de moiteur qui lui faisait changer de linge et d'habit.*

(1) Bert. — *Précis historique de la maladie de l'Andalousie*, p. 193.

(2) Revue Brit. — *Nouvelle doctrine allemande.*

Une maladie nouvelle pour notre vieille Europe, qui s'est manifestée sous des formes variées, en portant partout la dévastation et l'épouvante, maladie dont les progrès sont si rapides et si funestes dans la plupart des individus qu'elle attaque, que la médecine est réduite à avouer l'insuffisance de ses ressources, le *Choléra-Morbus* trouvera dans les sudorifiques le seul moyen curatif qui puisse en arrêter les progrès.

C'est par les sueurs, en effet, qu'on peut espérer de voir rompre cette concentration vicieuse des mouvements et des forces, cet état violent de spasme fixé sur les entrailles et qui constitue tout le danger de cette cruelle maladie.

Cette méthode de traitement n'est pas nouvelle; Hippocrate, dans son livre des *Épidémies*, dit qu'un Athénien, attaqué d'un violent choléra, fut guéri en prenant des remèdes sudorifiques. Les médecins qui ont observé ce terrible fléau sur les lieux qu'il vient de parcourir, dans le nord de l'Europe, s'accordent à le regarder comme seul efficace.

Le docteur Pagaretzky et le chirurgien de l'hôpital Saint-Nicolas, à Moskou, atteints du choléra-morbus, en ont été délivrés, dès l'invasion de la maladie, par des sueurs critiques (1).

On lit dans le journal anglais *The Observer*:

« Les moyens de guérison qu'on avait employés « avec succès dans l'Asie contre le choléra-mor- « bus, eurent à Moskou des résultats contraires, « et la saignée fut funeste dans le plus grand « nombre de cas; mais un bourgeois de Smolensk, « ayant tenté avec succès les moyens de transpi- « ration, les médecins suivirent cette méthode,

(1) Pinel.

« et dès-lors, dans les plus grands cas, la maladie « se termina par la guérison. »

Les sudorifiques connus jusqu'à présent ne produisent que des effets lents et insensibles; ils étaient par conséquent inutiles dans une maladie aussi rapidement mortelle que le choléra, comme ils étaient de toute nullité dans les affections arthritiques, ce traitement produisant au contraire, des effets prompts et instantanés, tels qu'il en faudrait pour enrayer subitement les progrès d'une maladie qui ne laisse le plus souvent que quelques heures à ses victimes, comme aussi il arrête instantanément les accès de goutte les plus violents.

MÉMOIRE

SUR LE

TRAITEMENT DE LA GOUTTE

ET DES RHUMATISMES

AIGUS ET CHRONIQUES.

DE LA GOUTTE ET DU RHUMATISME.

La Goutte prend différents noms, suivant les parties qu'elle affecte; *podagra*, si elle est aux pieds; *sciatica*, si elle est à la cuisse; *chiragra*, si elle est aux mains, et *gonagra*, si elle est aux genoux.

Les personnes atteintes par cette cruelle maladie ont ordinairement des grosses têtes, sont d'un tempérament pléthorique, d'une constitution forte, vigoureuse, et ont tous les signes d'une longue vie. Elle attaque particulièrement ceux qui vivent dans l'aisance, les plaisirs et la mollesse; ceux qui ont fait un usage immodéré des spiritueux et des femmes, et plus particulièrement encore ceux qui, par état, se livrent à des travaux de cabinet journaliers et qui, délaissant le soin de leur santé, ne font aucun exercice pour la maintenir.

La Goutte ne vient pas seulement aux personnes grasses; elle attaque aussi, quoique moins fréquemment, des gens maigres et fluets. Elle n'attend pas non plus qu'on soit devenu vieux; on l'a quelquefois tout jeune, surtout si l'on en a reçu le germe de ses pères. Elle n'a pas de période aussi réglée chez les personnes âgées que chez les jeunes, parce que la chaleur naturelle et la vigueur du corps étant diminuées, elle ne peut se fixer et s'enraciner si bien sur les articulations. Cependant, au bout d'un certain temps, elle prend une forme régulière et devient périodique, tant par rapport au temps où elle vient qu'à celui que dure le paroxisme; de sorte qu'elle est toujours plus cruelle après qu'elle a fait des progrès que dans le commencement.

La Goutte est une maladie des articulations, elle est régulière ou anomale, et le plus souvent elle dégénère et devient de régulière anomale.

La Goutte régulière prend tout à coup sur la fin de janvier ou au commencement de février ; elle est ordinairement précédée d'indigestions et de crudités d'estomac, de flatulences, de pesanteurs et d'un engourdissement des cuisses. Le malade dort tranquillement jusqu'au matin, où il est éveillé par une douleur qui se fait sentir au gros orteil ou quelquefois au talon, au gras de la jambe ou à la cheville du pied.

Cette douleur ressemble à celle qu'on éprouverait si un os avait été disloqué ; elle est accompagnée d'une sensation pareille à celle que produirait de l'eau chaude versée sur la partie affectée. Ces symptômes sont suivis d'un frissonnement et d'une petite fièvre : la douleur est très-supportable d'abord, mais elle prend de l'accroissement d'heure en heure et est dans toute sa force le soir du même jour. Elle se fixe sur les os du tarse et du métatarse, dont elle affecte les ligaments de manière qu'il semble au malade que ces ligaments sont tendus ou déchirés, ou qu'ils sont rongés par les chiens, ou que les membranes de ces parties sont serrées et chargées d'énormes poids, ce qui leur cause une douleur si aiguë qu'ils ne sauraient y supporter le poids de la plus légère couverture. Les os, qui dans toute autre maladie sont insensibles, même lorsqu'on les casse, sont affectés dans celle-ci d'un sentiment si douloureux que des coups de barres de fer, des cordes qui les serreraient fortement, des coups d'épée, des brûlures, leur feraient moins de mal. Le malade passe la nuit dans les souffrances les plus atroces, ne trouvant pas de posture pour la partie affectée.

Le malade n'éprouve du soulagement que vingt-quatre heures après le commencement du paroxisme. Alors il lui survient une sueur pendant laquelle il s'endort, et il s'éveille soulagé ou moins souffrant. La partie affectée est enflée et rouge pendant deux ou trois jours ; la douleur augmente le soir et s'apaise le matin. Deux ou trois jours après, elle se porte sur le second pied, l'affecte aussi fortement que le premier, en suivant la même marche ; quelquefois même, lorsque l'humeur goutteuse est très-abondante, elle affecte les deux pieds à la fois avec la même violence ; mais le plus ordinairement elle ne les attaque que l'un après l'autre.

On a coutume d'appeler accès de Goutte une série de ces paroxismes plus ou moins longs suivant l'âge et la force du malade.

Pendant la première quinzaine, les urines sont d'une couleur foncée et déposent un sédiment rouge et graveleux; le malade, très-constipé, ne rend pas par les urines le tiers des liquides qu'il prend. Quand l'accès est sur le point de finir, il éprouve une démangeaison insupportable aux pieds, surtout entre les orteils, qui fait peler la peau. L'accès passé, le malade reprend l'appétit et ses forces plus ou moins vite, selon que l'accès a été plus ou moins violent.

Voilà comment se déclare la Goutte régulière, accompagnée de ses symptômes propres et caractéristiques; mais lorsqu'elle devient anomale, soit qu'elle ait été irritée par un traitement inconsidéré ou par une longue continuité, et que la nature ne soit plus capable d'expulser l'humeur peccante par les voies ordinaires, les symptômes sont bien différents de ceux que j'ai décrits; car la douleur, au lieu de n'affecter que les pieds, qui sont le siége naturel de cette maladie, se porte aux doigts, aux poignets, aux coudes, aux genoux et autres parties, avec la même violence qu'elle s'est jetée sur les pieds; elle courbe un ou plusieurs doigts en dedans, et forme des concrétions tophacées dans les ligaments des articulations. Lorsqu'elle attaque le genou, c'est avec la plus grande violence; elle lui ôte le mouvement et le tient raide comme si on avait enfoncé un clou qui l'attachât à quelque endroit du lit. La moindre secousse, le moindre choc, causent au malade des douleurs affreuses, qui ne sont supportables que parce qu'elles passent vite. Chez d'autres elle s'étend par tout le corps; elle remonte d'abord des pieds aux mains, ce qui est à peu près indifférent, ces parties étant également minces, peu charnues, exposées au froid et éloignées du centre; de là elle monte au coude, aux genoux, gagne jusqu'aux cavités des os innominés qui recouvrent l'os de la cuisse, ou, se détournant un peu, s'introduit dans les muscles du dos, du thorax. Le mal s'étend d'une manière incroyable, s'empare des vertèbres du cou et de l'épine du dos, et va se placer à l'extrémité de l'os sacrum; la douleur attaque les nerfs, les ligaments des jointures, et toutes les parties qui couvrent des os et y aboutissent. Cette Goutte irrégulière n'a pas de point fixe : tantôt elle se porte sur le cerveau, les poumons, les reins, mais bien plus particulièrement encore sur les organes de la digestion ; l'estomac et les intestins sont les points où elle fixe son siége ; l'action qu'elle exerce sur ces parties est des plus graves, et la perte du malade a, jusqu'ici, été regardée comme assurée.

Telle est la description abrégée de cette maladie, des souffrances qu'elle occasionne, et des ravages qu'elle exerce. La forme et le but de ce Mémoire m'empêchent de donner plus d'étendue aux diverses affections qu'elle cause sur l'économie humaine, et à ses métastases nombreuses.

DU RHUMATISME.

Le Rhumatisme se fixe sur les aponévroses et sur les membranes qui environnent les muscles. Il n'est pas aussi profondément situé que la Goutte ; il n'est pas, comme elle, l'effet d'une organisation innée : c'est un désordre local qui provient de la suppression d'une sécrétion, d'une humeur coagulée par l'effet de la répercussion de l'insensible transpiration, et par la soustraction du calorique de l'économie, par le froid et l'humidité. La douleur qu'il cause est comprimante et gravative, et accompagnée d'un froid sensible dans la partie ; il s'annonce sans enflure ni rougeur. L'humeur coagulée qui le produit n'étant pas aussi mobile, il ne fait pas des métastases rapides comme la Goutte. La Goutte, d'universelle devient locale, tandis que le Rhumatisme n'est d'abord que local et ne devient universel que secondairement.

Dans toute partie affectée de Rhumatisme, la pression n'est nullement douloureuse, ce qui est bien différent, lorsqu'un organe est enflammé. Dans la plupart des Rhumatismes, même aigus, non-seulement la pression n'est pas douloureuse, mais le malade en éprouve quelquefois du soulagement. C'est une chose étonnante de voir, dans certains cas, comment le plus léger mouvement du membre rhumatisé peut exciter de vives douleurs, tandis que sa compression, même assez forte, n'en détermine aucune.

Le Rhumatisme, même aigu, ne laisse jamais de lésion organique, au moins appréciable à l'observation. Loin qu'il y ait une véritable suppuration, il est douteux que certains épanchements séreux, gélatineux, que l'on trouve sous les aponévroses ou dans les gaînes des tendons, soient le résultat de l'affection rhumatismale qui a précédé. Ajoutons que les tissus musculaires ou nerveux ne paraissent nullement altérés lorsque le Rhumatisme s'est prolongé dans le même organe pendant des mois et des années, car les faits contraires ne sont ni fréquents ni authentiques. Or, conçoit-on une inflammation aiguë ou chronique, persistant un aussi long espace de temps, sans altérer profondément les organes, sans laisser d'évidentes et formidables traces de son existence? Ceci serait contraire à tous les phénomènes pathologiques observés jusqu'à ce jour. Le Rhumatisme, en changeant de siége, change aussi de dénomination, bien qu'assurément il ne puisse changer de nature. A la tête, il prend le nom de *gravedo*, sans qu'on puisse affirmer s'il existe dans le cuir chevelu, dans les muscles ou le péricrâne; dans les muscles du cou, on le nomme *torticolis;* il devient *pleurodynie*, s'il a lieu dans les muscles pectoraux; mais si de ces derniers il passe dans les muscles dorsaux, il reprend son nom de Rhumatisme; lorsqu'il affecte la région lombaire, on l'appelle *lumbago;* enfin, celui-ci prend le nom de *sciatique*, lorsque la maladie occupe le nerf de ce nom. Car il est inutile de faire remarquer ici les vains efforts de quelques auteurs pour distinguer la sciatique purement nerveuse de la sciatique rhumatismale. Toutefois, il est évident que, dans toutes ces transformations, la maladie ne change nullement de nature, bien que les accidents et la douleur diffèrent en raison de son siége. « Devinez, écrit madame de Sévigné à sa fille, ce que c'est que la chose du monde qui s'en vient le plus vite et qui s'en va le plus lentement; qui vous fait approcher le plus près de la convalescence et qui vous en retire le plus loin; qui vous fait toucher l'état du monde le plus agréable et qui vous empêche le plus d'en jouir; qui vous donne les plus belles espérances et qui en éloigne le plus l'effet; ne sauriez-vous le deviner?... Eh bien! *c'est un Rhumatisme.* »

Le Rhumatisme arrive à ceux chez qui le système nerveux est le mieux constitué, lorsqu'ils s'exposent aux grandes variations de l'air, en passant du chaud au froid, et du sec à l'humide, surtout lorsqu'ils habitent dans les lieux bas et malsains. Ces causes produisent le Rhumatisme sans engendrer la Goutte. Ainsi le Rhumatisme provient de l'action d'une humeur coagulée par des causes purement physiques et fixée sur les aponévroses et les muscles, tandis que la Goutte dépend de l'action d'humeurs viciées, provenant aussi de la suppression de la transpiration, et sécrétées par un estomac faible, avec le concours d'un système nerveux particulier.

Ces deux maladies, dont la cause et le siége sont souvent différents, ont entre elles tant d'analogie que souvent, après plusieurs accès de Rhumatisme, la Goutte se manifeste, et alors c'est le Rhumatisme goutteux. Ce sont deux affections simultanées qui se confondent entre elles et qui exigent un traitement uniforme.

En considérant attentivement les symptômes de ces maladies, on voit qu'elles procèdent de la coction d'humeurs entièrement dépravées, car ceux qui y sont sujets sont épuisés par le grand âge, par les infirmités qu'ils ont contractées d'avance par la débauche, par l'usage prématuré et excessif des femmes, par la cessation subite des exercices corporels qui servent à donner de la vigueur au sang et à fortifier le ton des parties solides. Il arrive de là que la partie excrémentielle des sucs qui, auparavant, était expulsée par ces exercices, s'accumule dans ses vaisseaux et fournit un aliment à la maladie.

On peut adopter aussi, parmi les causes qui donnent la Goutte, les aliments de difficile digestion qui, pris en grande quantité par des appétits voraces, sont mal digérés par les organes délabrés de personnes affaiblies par l'âge, les habitudes ou le peu d'exercice. Mais c'est surtout à l'usage excessif des liqueurs fermentées qu'il faut attribuer sa cause la plus habituelle. Ces liqueurs détruisent les ferments destinés aux différentes coctions et troublent la coction elle-même. Or, ces ferments détruits, le sang se surcharge d'humeurs, toutes les coctions sont infailliblement dépravées, et les viscères, et surtout l'estomac, obstrués et affaiblis. En même temps que ces causes concourent à l'indigestion, le plus grand nombre tendent à relâcher l'habitude du corps et surtout les muscles et les nerfs, ce qui fait qu'ils s'imbibent facilement des sucs crus et indigestes. Ces sucs, en séjournant dans le sang, y acquièrent une propriété morbifique par l'action de la chaleur qui les fait tomber en putréfaction. La nature étant trop faible chez eux pour corriger ces acrimonies, il en survient une maladie qui occasionne une douleur indicible aux articulations et aux membranes qui couvrent les os.

D'après ce raisonnement, la Goutte est produite par des humeurs viciées avec prééminence d'urée, d'urate de soude et de calcaire, provenant de la suppression de la transpiration, de la sécrétion acide d'un estomac avec le concours d'une organisation faible et nerveuse.

Tous les grands maîtres qui, depuis Hippocrate, ont écrit sur cette maladie, ont été d'un avis unanime sur cet objet; tous l'ont attribuée à des humeurs viciées, soit pituiteuses, soit bilieuses.

Mais la chimie moderne a déterminé la nature des concrétions produites sur les articulations par cette maladie.

Hippocrate attribue la Goutte à un mélange de pituite et de bile échappées de leurs couloirs naturels et déposées dans les articulations, de telle sorte que les tempéraments bilieux et pituiteux y seraient les plus sujets. L'opinion du père de la médecine est si vraie, que les goutteux rendent souvent par le canal intestinal une sérosité grise d'une odeur extrêmement fétide, contenant beaucoup d'urée; d'autres fois, l'estomac rejette, soit avant, soit après le repas, des gorgées d'une sérosité claire, très-chargée d'albumine. Lorsque ces évacuations cessent, la Goutte les remplace.

Mon père, sujet à la Goutte depuis longues années, avait, tous les soirs, un écoulement de fluides très-clairs, provenant du cerveau, avec une sécrétion extrêmement abondante de glandes salivaires; aussitôt que cet écoulement commençait à tarir, la Goutte se prononçait.

Gallien regardait la Goutte comme une simple fluxion d'humeurs pituiteuses.

Rivière avait dit que chez les goutteux le sang sécrétait une humeur saline, acide et corrosive.

Fernel croyait que cette maladie dépendait d'une faiblesse de cerveau qui exsudait une humeur pituiteuse et qui se rendait aux articulations.

Sidenhom, qui a le mieux décrit cette maladie, dont il était lui-même fortement attaqué, l'attribue à la faiblesse de l'estomac, qui sécrète des humeurs viciées et subtiles, et qui portent leur action sur les articulations et les glandes synoviales.

Boerhaave, avec plus de sagacité, dit que cette maladie provient de l'action d'humeurs viciées sur un système nerveux constitutionnellement faible, et qui manque d'équilibre et d'élasticité.

Dessault dit qu'elle est l'effet d'une suppression de la transpiration ; que la nature froide et humide du climat, que l'oisiveté, la luxure, déterminent cette maladie à se manifester et peuvent même la produire, mais ce n'en est ordinairement qu'un des effets.

D'après ce que je viens de dire sur les causes qui occasionnent la Goutte, soutenu dans cette opinion par celle des grands maîtres que je viens de nommer, il paraît probable que tout traitement qui rendrait à l'estomac le ton qui lui est naturel, au système nerveux sa force et son élasticité, qui détruirait la propriété irritante et corrosive des humeurs viciées produites par les divers systèmes, et qui, en même temps, expulserait ces humeurs rendues bénignes, devrait nécessairement arrêter les accès, rétablir le malade, et renouvelé périodiquement, prévenir les accès à venir, ou les rendre si peu intenses, que le goutteux eût de la peine à s'apercevoir de son mal. Tel est le traitement que j'offre au public. Les substances qui entrent dans sa composition, toutes de nature bénigne, et par là incapables de produire aucun accident grave, jouissent chacune spécialement des propriétés éminentes que je viens d'énoncer, et qui portent leur action sur chacun des organes et systèmes que la Goutte affecte en particulier.

De la combinaison de ces diverses substances végétales résulte un médicament homogène qui, administré dans les accès les plus violents de Goutte fixés soit sur les viscères, soit sur les articulations, change la nature des humeurs qui occasionnent ces différentes douleurs, les expulse, raffermit l'estomac et le système nerveux, et rend en peu de jours le malade à la santé et à ses occupations.

Ce traitement peut être administré dans tous les cas et à quelque période que soit l'accès. Il est aussi salutaire dans les Gouttes remontées que dans celles qui sont fixées aux extrémités. Beaucoup de personnes croient qu'il est dangereux d'administrer des remèdes dans le moment du paroxisme et de la fièvre, et cette opinion vient de ce que l'on confond les fièvres idiopathiques avec celles purement sympathiques ; car il est certain que dans la Goutte, la fièvre n'est que l'effet du désordre occasionné dans l'économie par la violence de l'accès, et qu'en détruisant la cause, qui est l'humeur peccante, l'effet cessera nécessairement.

Tels sont les effets que ce traitement produit. J'entends déjà plusieurs personnes qui, dupes de l'empirisme et de la science un peu en retard pour le traitement de cette maladie, m'objecter qu'il n'est aucun remède contre la Goutte; qu'il est vrai que la médecine et plus souvent encore l'empirisme sont parvenus à procurer du soulagement à quelques goutteux; mais que ces médicaments administrés à d'autres, et dans les mêmes circonstances, n'avaient que redoublé les douleurs et souvent attiré la Goutte sur des viscères, et occasionné les accidents les plus funestes; enfin, qu'il est reconnu par les médecins que le meilleur remède est de n'en faire aucun.

Ces aveux de la médecine ne prouvent que son insuffisance, et s'ils étaient fondés, ils devraient nécessairement jeter l'alarme et le désespoir dans le cœur des personnes atteintes de cette maladie. Mais il n'en est heureusement pas ainsi; la divine Providence plaça le bien à côté du mal, et le remède à côté de la maladie. La preuve la plus certaine est en ces cures partielles opérées sur certains individus; elles prouvent que lorsqu'on connaîtra bien la nature du mal, qu'on appliquera des remèdes appropriés, cette maladie se guérira comme toutes celles qui ne proviennent pas d'une altération de l'organisation.

Je pourrais citer, à l'appui de mes raisonnements, les cures nombreuses opérées par ce traitement, et, certes, les preuves en seraient décisives et multipliées; mais l'empirisme a tant usé de ces moyens, que je craindrais qu'on ne les rétorquât. Je me contenterai de citer quelques cas, en variant l'âge et le degré de l'affection, et je choisirai seulement ceux où la guérison de cette maladie a été plus prompte et plus intégrale.

Est-il donc étonnant que la médecine ne soit pas parvenue à la cure de cette maladie? Anciennement, il était reçu en principe que les substances les plus disparates pouvaient guérir les mêmes maladies; et, partant de ce raisonnement, les médecins employaient contre elles un assemblage de drogues incohérentes qui se neutralisaient réciproquement, ou dont les unes détruisaient, par une propriété contraire, le bien qu'auraient pu produire quelques-unes de celles qui concouraient à la formation du composé. Tels sont les assemblages informes qu'étalaient pompeusement les anciens dispensaires, et je crois que c'est à cette confusion que les anciens médecins, qui décrivent si bien cette maladie, doivent l'inutilité de leurs efforts pour la combattre, quoique plusieurs d'entre eux aient cru avoir trouvé le remède propre, comme Erostrate qui promet au roi Ptolémée un remède efficace pour calmer ses douleurs goutteuses.

Je suis bien loin de ne pas rendre hommage aux talents, aux connaissances universelles des vrais médecins, dont on chercherait en vain à ternir le mérite et à nier la réputation. Personne, plus que moi, ne leur porte une juste vénération; mais je m'adresse aux demi-savants qui, sous les dehors d'un esprit fort, voulant cacher leur ignorance, vous disent, sans autre raison que leur autorité : il n'y a pas de remède contre la Goutte. Vous leur citez des cures qui ont frappé tous les yeux, offrant de les renouveler en leur présence. — Ils n'emploient pas des remèdes secrets... Mais qu'ils nous disent quels remèdes ils connaissent, quelles maladies ils guérissent.

Les nouveaux médecins, plus à même de combattre les maladies par les connaissances anatomiques, physiologiques et chimiques, qu'ils sont à même d'acquérir à un bien plus haut degré, délaissent, pour la plupart, la connaissance des médicaments; et uniquement attachés à un système qu'ils adoptent, ne voient, les uns, qu'inflammations, et n'emploient que des anti-phlogistiques; les autres que débilité, n'emploient que des toniques; d'autres, qu'humeurs, ne veulent que des drastiques; la plupart, délaissant les causes, ne s'occupent qu'à calmer les douleurs et à pallier les effets; d'autres s'adonnant entièrement aux connaissances anatomiques, oublient qu'il existe des médicaments et des maladies qu'ils guérissent. Enfin, quelques-uns n'adoptant, d'après leur système, qu'un traitement unique, s'intéressent fort peu à la propriété de médicaments qu'ils n'emploient pas; de telle manière que si anciennement, l'emploi des remèdes trop disparates nuisait à l'avancement du traitement de la Goutte, aujourd'hui, par un vice contraire, les médecins ne croient plus à la propriété d'aucun; et, laissant les malades dans les angoisses les plus cruelles, se contentent d'entretenir le siége du mal dans les extrémités.

Les empiriques ont opéré plus de cures réelles de cette maladie, parce qu'employant les médicaments énergiques, ils parvenaient à déplacer le siége du mal, et procuraient un mieux sensible, lorsque la disposition heureuse et particulière du malade empêchait le mal de se porter sur d'autres organes avec sa véhémence accoutumée. Mais cette réussite, qui donnait une vogue éphémère à leurs moyens, se terminait toujours par quelque catastrophe qui leur enlevait toute confiance.

Pour parvenir a ces fins, l'empirisme a tour à tour employé des topiques répercussifs et des purgatifs drastiques : ces moyens procuraient également un soulagement subit en déplaçant le siége du mal; mais l'humeur goutteuse, ainsi délogée, s'emparait d'une autre partie et quelquefois d'un viscère principal, et mettait la vie du malade dans le plus grand danger.

Enfin, de tous les essais que la médecine rationnelle et l'empirisme ont faits sur cette maladie, il ne nous reste pas un seul médicament recommandable qui hâte ou qui arrête le cours des accès. Tous les médecins qui ont écrit sur cette maladie ont indiqué les moyens qu'ils ont prônés avec emphase, mais que la pratique a reconnus insuffisants, nuls et quelquefois dangereux.

Le traitement que je présente est sans aucun inconvénient : son action est prompte, décisive, mais sans le moindre danger. La combinaison des végétaux qui entrent dans sa composition est telle, qu'après avoir changé chimiquement la nature des humeurs, les avoir rendues entièrement bénignes, il en décharge doucement l'économie, mais sans choc et sans occasionner le moindre désordre. Sur tant de personnes à qui il a été administré il n'en est pas une seule qui en ait éprouvé le moindre dérangement; il n'en est pas non plus une seule chez qui il n'ait produit un mieux des plus sensibles. Si le désordre était tel qu'il fût impossible de le guérir radicalement, il peut être administré dans quelque circonstance que se trouve le malade, et, pour sa réussite, il n'est jamais nécessaire d'observer un régime sévère.

Il est cependant quelques règles auxquelles un goutteux qui tient à éviter les souffrances doit se conformer dans le cours de sa vie. Je vais les lui tracer en quelques lignes : « Il doit d'abord toujours mouiller son vin au moins d'un tiers; s'il fait usage de café, y ajouter le moins de spiritueux possible; éviter de faire un trop long usage des farineux et d'aliments qui, en fermentant dans l'estomac, occasionnent des flatuosités et des aigreurs; faire journellement, sans se fatiguer, assez d'exercice; éviter les pensées chagrines, et se tenir chaudement vêtu en hiver. »

TRAITEMENT
DE LA GOUTTE RÉGULIÈRE.

Comme on vient de le voir dans le tableau de la Goutte, cette maladie affecte deux périodes bien marquées, qui nécessitent deux manières de les combattre.

Dans la goutte régulière, cette affection n'attaque que les extrémités inférieures, et souvent elle borne son siége à l'orteil ou au genou ; le retour des paroxismes est réglé, ses phases sont éloignées, et quoique les douleurs soient cruelles, la Goutte ne peut être considérée comme générale. Ce n'est que le commencement du drame ; ce n'est qu'une diathèse goutteuse, et le traitement le plus simple, avec quelques dispositions préservatrices, en éloignent indéfiniment le retour, ou même en tranchent le cours.

Dans ce cas, le goutteux attendra, pour le traitement, le moment du paroxisme, et alors il fera, avec 2 gros de fleur de tilleul, 12 onces d'infusion aqueuse (de la même manière que se fait le thé). A cette liqueur passée et chaude, il ajoutera 4 cuillerées à soupe de Sirop anti-goutteux, et prendra ce mélange en une fois, le soir en se couchant, et continuera quatre jours de suite de la même manière et à la même heure.

Si le goutteux éprouvait trop de répugnance à avaler la liqueur ainsi préparée ; si cette boisson lui occasionnait des vomissements ou même des envies fréquentes de vomir, comme aussi s'il excitait une irritation de l'estomac et des intestins, très-fréquente pendant les attaques de Goutte, et quelquefois participant de la constitution même, l'individu alors, au lieu d'user du Sirop anti-goutteux, comme je viens de le prescrire, le prendrait en lavements, ainsi qu'il suit :

Dans un demi-lavement, formé d'une infusion de tilleul, le goutteux ajouterait deux cuillerées de Sirop anti-goutteux, et prendrait, le soir, en se couchant, un de ces demi-lavements qu'il aviserait de garder au moins une heure, et, le lendemain matin, il en prendrait un second et continuerait ainsi pendant quatre jours.

Si ces lavements, pratiqués matin et soir, fatiguaient trop le malade, il se contenterait d'en prendre un seul par jour pendant huit jours consécutifs.

Il observera de se tenir bien couvert pendant la nuit. Le jour, il pourra se tenir levé, mais vêtu de laine. Il mangera un peu moins que d'habitude (toute diète trop sévère serait plutôt nuisible que salutaire). Il évitera les mets épicés, les aliments farineux non fermentés, le café et les liqueurs spiritueuses, au moins pendant les quatre jours de traitement; comme aussi, pendant ce temps, il s'abstiendra de tout commerce charnel et de toute émotion trop vive.

TRAITEMENT

DE LA GOUTTE ANOMALE.

Lorsqu'au lieu d'une Goutte irrégulière, cette cruelle maladie a envahi tout le tempérament, *que la cachexie goutteuse prédomine*, que des douleurs vagues se sont montrées dans les différentes parties de l'organisation, et que, dans le cours habituel de ses paroxismes, elle parcourt toutes les extrémités, traînant après elle les douleurs les plus atroces; que des tiraillements de la colonne vertébrale laissent, après qu'ils ont disparu, la gêne la plus cruelle, alors le traitement actif doit être plus vigoureux.

Dès le début du paroxisme, le goutteux prendra, comme il est dit plus haut, quatre cuillerées de Sirop anti-goutteux dans douze onces d'infusion de tilleul, observant, quant au temps et au régime, les mêmes règles. Il continuera ce traitement, tous les jours sans interruption, jusqu'à ce que les douleurs vives aient cessé.

S'il reste quelque douleur vague et que le gonflement ne disparaisse pas entièrement, il n'y a pas de quoi s'alarmer; tout se dissipera en frictionnant ces parties pendant quelques jours avec le liniment suivant :

Huile camphrée,	4 onces,	122 gram.
Huile de Croton tyglyum,	8 gouttes,	5 décigram.
Huile animale de Dippel,	36 gouttes,	1 gram. 9 décig.

Mêlez.

Le malade frictionnera doucement les parties rhuméfiées et endolories, le soir en se couchant, avec ce liniment, et couvrira les parties frictionnées avec des tissus de laine, préalablement chauffés. Il renouvellera ces frictions chaque soir, pendant cinq à six jours, jusqu'à-ce que ces parties soient dégorgées et aient repris force et vigueur.

Il est de toute urgence de faire ces traitements actifs toutes les fois qu'il y aura paroxisme. Pendant les premiers temps, la Goutte conservera de son intensité, mais elle cèdera peu à peu, et après quelques traitements, le paroxisme diminuera graduellement.

Mais *si la cachexie goutteuse est à son plus haut degré*, si les douleurs sont permanentes et universelles, le mouvement impossible, alors il est de toute nécessité de continuer le traitement pendant un mois consécutif, et sans interruption ; ce mois expiré, se reposer une quinzaine de jours, qu'on fera suivre encore d'un mois de traitement.

RHUMATISMES GOUTTEUX,

NÉVROSES, RHUMATISMES AIGUS ET CHRONIQUES.

Dans les Rhumatismes aigus, dans les Rhumatismes goutteux, on suivra le même traitement que pour la Goutte anomale.

Mais dans les Névroses, les Rhumatismes chroniques, souvent très-opiniâtres, il faut plus d'énergie dans le traitement, et suivre celui indiqué dans la cachexie goutteuse la plus prononcée.

Durant le traitement, soit par l'abondance de la transpiration, soit par l'activité donnée à la circulation, si les malades éprouvent un léger sentiment de soif, il est essentiel de ne pas prendre de liqueur froide, mais, au contraire, de l'eau panée, de l'eau d'orge, un bouillon d'herbes ou un bouillon de viande très-peu chargé et chaud.

Lorsque le paroxisme se manifestera sans douleurs, seulement par un peu d'engorgement, alors l'acuité de la Goutte sera vaincue; et, pour éviter toute recrudescence, on fera le traitement une seule fois chaque quinze jours, observant bien de recommencer le traitement actif à la moindre douleur qui se manifestera.

Jusqu'à ce que ce résultat soit obtenu, on doit s'abstenir de tout traitement préservatif, qui serait onéreux et inutile. Il faudra seulement combattre exactement les paroxismes aigus par un traitement actif, et attendre, pour faire le traitement préservatif, que les paroxismes se présentent sans douleur.

On a tant dit, on répète chaque jour qu'il n'est pas de remède contre la Goutte ; les personnes les plus éclairées propagent cette idée avec tant d'opiniâtreté, que, pour les convaincre plus sûrement, je vais citer quelques noms propres bien connus, et à qui les personnes chez lesquelles il restait quelques doutes pourront s'adresser pour avoir des renseignements plus positifs. Je ferai précéder ces citations, que je rendrai aussi concises que possible, de l'opinion des journaux les plus accrédités.

Le *Constitutionnel* dit dans sa feuille du 9 juillet 1829 et dans des postérieures :

« Les cures nombreuses et chaque jour plus fréquentes obtenues par le traitement de M. Boubée, nous engagent à l'annoncer.

« Ce traitement calme et arrête l'accès de Goutte le plus violent dans quatre jours ; par un usage périodique, il empêche le retour des paroxismes, ou les rend si peu intenses, que le goutteux s'en aperçoit à peine. »

Le *Journal des Débats :*

« Nous ne saurions trop recommander le traitement de M. Boubée, pharmacien à Auch.

« Ce traitement calme en quatre jours les accès de Goutte les plus violents, et, par un usage périodique, empêche le retour des paroxismes.

« Les médecins les plus distingués l'ont exclusivement adopté dans leur pratique, et le regardent comme le seul agent thérapeutique qui mérite leur confiance dans toutes les affections arthritiques. »

La *Gazette de France:*

« Les goutteux apprécient chaque jour davantage le traitement contre la Goutte, de M. Boubée, pharmacien à Auch.

« Chaque jour l'emploi de ce traitement devient plus considérable, et les cures qu'il opère plus multipliées et plus surprenantes. »

Le *Courrier des Tribunaux :*

« Il est peu de villes en France où les effets constants obtenus contre la Goutte par le traitement de M. Boubée, pharmacien à Auch, n'aient émerveillé le public.

« Par quel autre moyen dissiper l'attaque de Goutte la plus violente en quatre jours, et, par un usage périodique, détruire le retour des paroxismes ?

« Quelle est la personne qui, atteinte de cette maladie, n'emploiera pas un moyen facile, agréable, sûr et sans danger pour combattre une affection jusqu'aujourd'hui réputée incurable ? »

Cette opinion a été répétée par tous les journaux de Paris et des départements, sans distinction d'opinion.

Gigean (Hérault), ce 19 mars 1836.

Monsieur,

Il y a trois ans, vous me fîtes envoi de douze demi-bouteilles de votre Sirop anti-goutteux, quantité que vous jugeâtes nécessaire pour mon traitement. J'attendis, pour en faire usage, l'apparition d'une attaque qui ne tarda pas à se manifester; j'en éprouvai un effet merveilleux; à la troisième prise, les douleurs cédèrent, et après la quatrième, je vaquai librement à mes occupations. Toutes les fois que les douleurs se sont manifestées, j'ai pris les quatre prises, qui ont toujours produit le meilleur effet.

J'ai conseillé l'usage de ce précieux médicamment à plusieurs personnes, qui toutes m'en ont fait le même éloge.

Agréez, etc.

Signé, REBOUL PÈRE.

Limoges, ce 0 avril 1836.

Monsieur,

Je suis bien aise de vous rendre compte de mon traitement par votre excellent Sirop que j'ai employé, avec grand succès, dans mon arthritis, comme dépuratif.

Je fais usage de ce médicament depuis un mois et demi, et ne puis douter de son heureuse influence.

Je respire maintenant même le matin au réveil avec beaucoup plus de facilité, parce que les narines sont moins obstruées. Les yeux sont moins larmoyants, les paupières moins rouges, moins volumineuses, moins sensibles au contact de l'air, les indurations ont beaucoup diminué, le bout de chaque oreille est moins épais; enfin, l'œdématie goutteuse de la face considérablement diminuée.

Je conçois enfin l'espérance de me délivrer d'une maladie affreuse qui m'afflige depuis 47 ans; ce bonheur je le dois à votre Sirop anti-goutteux, et je ne saurais trop vous en témoigner ma reconnaissance.

Agréez, etc.

MARTINET.

Santiago (Ile de Cuba), le 4 mai 1838.

Monsieur,

Je m'empresse avec grand plaisir de vous faire part du succès que j'ai obtenu avec votre Sirop anti-goutteux. Le 29 décembre 1830, je fus attaqué d'un accès (c'était le dix-septième depuis 1779) ; je restai six mois couché. Je crus ne jamais plus pouvoir me supporter sur les pieds. En juillet, je commençais à me soutenir; en septembre nouvelle attaque. Je prends votre Sirop à la quatrième. Je peux me lever ; je continue. Quatre bouteilles m'ont mis dans un état tel de santé qu'à mon âge, 71 ans, on considère comme miraculeux. En 1831, je ressentis comme un vent qui circula dans toutes les parties précédemment attaquées : sans nulle douleur, voilà huit ans que je n'ai plus rien ressenti. Je vous autorise à donner à cette lettre toute la publicité possible.

Recevez, etc.

P. DUPIN, négociant.

Châteauponsat (Haute-Vienne), le 19 janvier 1836.

Monsieur,

Depuis plus de 15 ans je suis atteint d'une goutte régulière qui est devenue anomale voilà déjà une année. Continuellement dans les souffrances, et ne sachant plus que devenir, je me suis déterminé à prendre votre Sirop qui m'a fait un bien infini. Il y a six mois que j'en fais usage, et, depuis cette époque, je me trouve beaucoup mieux ; je ne souffre plus, je marche plus facilement. Auparavant, je restais presque toujours au lit ; à présent, je vaque à mes affaires sans difficulté. Je suis exactement le régime que vous prescrivez dans votre mémoire. Je ne m'en écarterai pas, puisque je me trouve si bien.

Agréez, etc.

Signé, LACROIX, juge de paix.

Villé (Bas-Rhin), ce 12 août 1835.

Monsieur,

Immédiatement après la réception de votre honorée du 17 novembre dernier, je fis usage de votre Sirop anti-goutteux; et aujourd'hui, ne pouvant plus résister à la voix de la reconnaissance, je m'empresse de vous adresser les témoignages des effets prodigieux qu'il a produits sur moi.

Pendant plus de deux années, j'étais couché sur mon lit de douleurs, sans pouvoir bouger ; j'ai épuisé toutes les ressources de l'art; j'ai employé tous les moyens imaginables ; tout fut en vain. Mais à peine m'étais-je servi de votre précieux Sirop, que j'éprouvais un grand soulagement; après un mois de traitement, je pus déjà me lever librement de mon lit et marcher, appuyé sur les bras de mon domestique; mes forces reprirent sensiblement de jour en jour ; et maintenant, grâce à votre divin remède, je marche seul, sans appui dans toute la maison ; je monte et descends les escaliers, et je puis vaquer à mes affaires; mes douleurs les plus cuisantes ont entièrement disparu, etc.

Tant que je respirerai, je me ferai gloire et honneur de faire connaître au public et de répandre au loin, le succès et les effets miraculeux de votre heureuse invention.

CONRAUX,
Docteur en médecine et médecin cantonal.

Extrait d'une lettre adressée par M. Campardon, *docteur en médecine, à M.* Alibert, *premier médecin ordinaire du Roi, membre de l'Académie royale de médecine de Paris, etc.*

Monsieur et honoré Confrère,

Je sais qu'un médecin qui se respecte doit être en garde contre les promesses pompeuses du charlatanisme, et n'accorder aux remèdes secrets sa confiance qu'à bonne enseigne ; mais, ayant été à même d'employer plusieurs fois le Sirop anti-goutteux, je puis vous donner, avec connaissance de cause, des renseignements positifs sur son efficacité.

Il calme merveilleusement l'acuité des douleurs articulaires et abrège la durée des accès. C'est un remède d'autant plus précieux que, jusqu'à présent, la médecine impuissante était réduite à conseiller quelques moyens hygiéniques, sans pouvoir procurer un soulagement, même momentané, aux personnes atteintes de cette cruelle maladie...

Jusqu'à présent, la plupart des remèdes secrets, tant externes qu'internes, ont été pris dans la classe des irritants, ce qui rend leur emploi presque toujours dangereux ; on n'a pas à craindre ici les mêmes inconvénients. Dans aucun cas, le Sirop anti-goutteux ne peut produire de fâcheux effets : sa composition, que je connais, et des expériences multipliées, m'ont prouvé son innocuité.

J'ai l'honneur, etc.

Signé, CAMPARDON, *doct.-méd.*

Extrait d'une lettre de M. Auberge, docteur en médecine à Montauban, chirurgien-major breveté au 56e régiment d'infanterie de ligne, membre de la Légion-d'Honneur.

Montauban, ce 15 janvier 1830.

Monsieur,

J'ai employé sur moi-même le Sirop anti-goutteux de votre composition, et en ai obtenu les effets les plus désirables, ce qui m'engage à l'ordonner à plusieurs personnes qui m'honorent de leur confiance. Ses propriétés ne s'étant jamais démenties, je l'adopte dans ma pratique. La thérapeutique ne m'offrait jusqu'aujourd'hui aucun moyen qui puisse produire des effets aussi prompts et aussi décisifs, et, d'après vos explications, sans jamais avoir à appréhender le moindre danger.

Agréez, etc.

Signé, AUBERGE, *doct.-méd.*

La Rochelle, le 14 mai 1830.

Monsieur,

Étant à Amiens, département de la Somme, j'ai tant entendu vanter votre Sirop anti-goutteux, que je me décidai à l'employer, et toujours j'en ai obtenu les succès les plus merveilleux. Je me trouve aujourd'hui à la Rochelle, et n'ai pas trouvé dans cette ville de ce précieux médicament; il serait pourtant nécessaire que vous en eussiez des dépôts partout, car aucun médicament connu ne remplace cette découverte qu'on ne saurait trop répandre dans l'intérêt de l'humanité.

Agréez, etc.

Le chirurgien-major du 14e *d'infanterie légère,*
Signé, PINELLI.

Sées (Orne), ce 1er mai 1836.

Monsieur,

Veuillez que je vous fasse connaître les effets que j'ai obtenus de l'usage de votre Sirop anti-goutteux.

J'eus la première attaque le mois de septembre 1804. (Suit la narration progressive de la maladie et l'insuccès des traitements jusqu'en 1834).

En 1833, comme les années précédentes, j'eus un accès de Goutte des plus violens; la Goutte était répandue dans tout mon corps, les muscles du dos du thorax, les vertèbres, l'os sacrum; je ne pouvais ni me lever mi me coucher, et il fallait pendant six mois quatre hommes pour me remuer.

En 1834, je pris quatre cuillerées de ce Sirop, et je n'eus pas d'accès. C'est la première fois, depuis 20 ans, que cet accès manqua.

En 1835, je fus violemment pris de tous mes membres, et je passai la nuit du 28 janvier dans les souffrances les plus horribles. Le soir, je pris le Sirop, ce qui ne les calma pas; mais le matin, à ma grande satisfaction, les douleurs cessèrent, ma fille entra et je lui demandai mon thé au lait; elle me crut en délire. Cependant, avec son aide, je me levai. Je pris encore le soir la dose de Sirop, et toutes mes douleurs disparurent ainsi que l'engorgement. J'ai voyagé toute l'année 1835 sans douleur et sans gêne, et même sans avoir d'autre attaque. Je me trouve extrêmement heureux de votre découverte.

Recevez, etc.

Signé, PETIT-HOMME.

Amsterdam, le 15 février 1836.

Monsieur,

Je prends la liberté de vous faire parvenir celle-ci, en vous témoignant toute ma reconnaissance des bons effets qu'a produits à mon égard votre Sirop anti-goutteux. Le remède est sublime et ne me laisse rien à désirer.

J'ai l'âge de 30 ans, et depuis ma 20e année, j'avais régulièrement tous les ans, en janvier et février, des attaques. Mais la dernière fut la plus violente, ayant des maux furieux aux pieds, aux bras, aux mains et sur ma poitrine.

Enfin, le 5 courant, je résolus avec mon médecin de prendre votre Sirop, et le huitième jour je fus entièrement libre de toute douleur et je pus vaquer en ville à mes affaires. Je vous en témoigne ma reconnaissance, car ces gouttes me tenaient au moins six mois chaque année.

Agréez, etc.

J.-J. DE VIT, près le Goude Ketting.

Bouloire, ce 30 novembre 1835.

Monsieur,

Ayant été on ne peut plus satisfait de votre Sirop anti-goutteux, l'ayant employé pour moi et pour un grand nombre de mes malades sur qui il a toujours réussi, je vous prie de m'en faire passer une provision.

Vous obligerez, etc.

PREVERT, docteur en médecine.

Melun, le 14 février 1836.

Monsieur,

Faisant depuis six ans usage de votre Sirop anti-goutteux, et n'ayant eu depuis lors que dix accès de 24 heures, tandis qu'auparavant je n'en voyais jamais le terme, j'ai engagé plusieurs personnes de ma connaissance à employer ce médicament. Toutes celles qui ont suivi mes conseils se trouvent toutes infiniment mieux.

Veuillez, je vous prie, m'en envoyer six demi-bouteilles et agréer, etc.

BRETON, officier supérieur en retraite.

Bolbec, le 13 septembre 1835.

Monsieur,

C'est après avoir pris cinq demi-bouteilles de votre Sirop anti-goutteux que je me suis trouvé entièrement guéri d'une sciatique qui m'empêchait de marcher depuis longtemps. Tous les traitements que j'avais suivis jusqu'alors n'avaient apporté aucun soulagement à mes douleurs, tandis que je n'ai pas eu sitôt pris de votre composition, que j'ai éprouvé beaucoup de mieux; votre Sirop jouit d'une grande réputation, mais les éloges qu'on lui accorde sont au-dessous de son mérite.

J'ai fini votre traitement en voyageant, ce qui a pu en retarder l'heureux effet de quelques jours; agréez-en, je vous prie, Monsieur, ma reconnaissance et mes remerciements.

J'ai l'honneur d'être avec considération,

P. GAMENIN fils,
1er Adjoint de la ville de Bolbec.

Précy-sur-Oise, le 30 mars 1835.

Monsieur,

Le bien que j'ai éprouvé de l'usage de votre Sirop anti-goutteux, a dépassé de beaucoup mon espoir, car les crises atroces que j'éprouvais, avant d'en faire usage, sont devenues des douleurs très-supportables, au point qu'auparavant j'étais réduit à garder le lit souvent quinze jours consécutifs, et, partant, incapable d'exercer mes fonctions et de vaquer à mes affaires; maintenant il est rare que je sois réduit à garder le lit même deux jours de suite; aussi ce mieux opéré par votre précieuse découverte, m'engage-t-il à vous demander un nouvel envoi, afin que je puisse suivre pendant quelque temps le traitement préservatif, bien convaincu que, par la persévérance que je mettrai à poursuivre cette cruelle maladie, je viendrai à bout de m'en débarrasser totalement.

Agréez, Monsieur, l'assurance de toute ma reconnaissance.

ROBERT,
Curé de Précy-sur-Oise.

Bollac, le 12 mars 1835.

Monsieur,

Je me suis si bien trouvé de votre Sirop anti-goutteux, que je viens vous prier de me faire un nouvel envoi de six fioles ou petites bouteilles de remède. Vous tirerez sur moi pour votre paiement.

Depuis que je fais usage de cette panacée, j'ai retrouvé mes forces, et une nouvelle vie s'est ouverte pour moi. Cependant, je l'avoue à ma honte, je n'ai pas toujours été très-observateur du régime que vous m'aviez prescrit, rien n'est plus tentant que le fruit défendu, et je me suis assez souvent laissé aller à sabler le pétillant et délicieux champagne.

Je vous autorise à proclamer les résultats heureux que je vous signale.

J'ai bien l'honneur d'être,

Monsieur,

Votre très-humble et obéissant serviteur,

CHARREYRON jeune,
Avocat et député de la Haute-Vienne.

Villeneuve-d'Agen, le 16 avril 1832.

Monsieur,

L'état miraculeux dans lequel je me trouve ayant ajouté à la renommée de votre excellent anti-goutteux, je viens, au nom d'un de mes amis, vous prier, Monsieur, d'avoir la bonté de m'en expédier deux demi-bouteilles. J'ose espérer que leur qualité parfaite mettra fin aux souffrances aiguës du malade qui, comme moi, pourra un jour donner un témoignage non équivoque de votre Sirop.

Agréez, Monsieur, l'assurance du respect profond avec lequel j'ai l'honneur d'être,

Votre très-humble serviteur,

DE BOURRAN.

Sorrèze, 21 mai 1835.

Monsieur,

Ayant employé avec succès votre Sirop anti-goutteux, je viens vous prier de m'en envoyer une bouteille. Vous trouverez ci-joint un effet de vingt francs, payable à vue sur Toulouse.

Recevez, Monsieur, l'assurance de ma parfaite considération.

Votre dévoué serviteur,

Le Chevalier DE FROIDEFOND.

Mirecourt, le 23 mars 1835.

Monsieur LAURENT, pharmacien à Epinal,

Je remets quinze francs à Mangin, pour empletter chez vous une demi-bouteille de Sirop anti-goutteux de *Boubée*, dont j'ai déjà fait usage, et que je tirais de Nancy, ne sachant pas que vous en aviez le dépôt.

Mon ami Payonne, auquel vous en avez envoyé une demi-bouteille, et qui a usé de ce spécifique par mes conseils, s'est trouvé tout à fait quitte d'un accès de Goutte grave, par l'emploi de cette demi-bouteille.

Attaqué depuis vendredi de ce maudit mal, je saisis, samedi, le moment du paroxisme, pour employer le Sirop que j'ai de

Nancy; la première prise a tout à fait arrêté la douleur; la deuxième m'a procuré la liberté de marcher, quoique gêné; ce soir et demain, j'achèverai la demi-bouteille, et craignant de n'être pas suffisamment remis dans mon *statu quo*, je voudrais continuer ce remède jusqu'à ce que tout symptôme disparaisse: c'est pourquoi je vous prie de m'expédier, par le retour de Mangin, la demi-bouteille dont il vous remettra le prix.

Tout gêné que je suis de l'accès de goutte, que je cherche et que j'espère facilement faire passer sous peu, j'ai la satisfaction de pouvoir dire que, dans deux jours, j'ai pu marcher mieux que je ne marchais après six semaines de soins et privations de toute espèce, et à peine ai-je souffert de cet accès.

Je me fais un devoir de rendre hommage au Sirop de M. *Boubée*, et je compte lui en témoigner un jour toute la reconnaissance qu'un goutteux, comme je le suis, doit à sa découverte.

Agréez, Monsieur, l'assurance d'une parfaite considération.

CATEL.

A M. Boubée, pharmacien à Auch.

Monsieur,

Depuis sept ans environ que je suis attaqué de la Goutte, j'avais en vain fait usage, pour la combattre, de tous les moyens de la thérapeutique, lorsque j'appris, par un journal, les effets merveilleux de votre Sirop anti-goutteux. Je me hasardai alors à en faire usage. Je dois aujourd'hui déclarer, dans l'intérêt de l'humanité, que, depuis le mois de janvier 1834, époque à laquelle j'ai eu recours à ce médicament, *comme remède préservatif*, je n'ai ressenti aucune douleur qui m'ait empêché de continuer mon service à cheval, et je suis même bien décidé à en poursuivre l'usage, tant je suis émerveillé du résultat.

Je me plais à rendre ce témoignage public, afin que ceux qui sont atteints de cette cruelle maladie puissent, comme moi, trouver un soulagement dans cette heureuse découverte.

Je ne puis donc douter que, *comme remède actif*, ce médicament n'offre de précieux et incontestables avantages.

Je dois dire, en terminant, que je ne fais usage d'aucune espèce de boissons spiritueuses et que je mouille toujours mon vin.

Agréez, je vous prie, Monsieur, l'assurance de ma parfaite considération.

PICHON-DUGRAVIER,
Receveur des contributions indirectes.

Cubjac (Dordogne), le 1er avril 1835.

Contaud (par Tonneins), le 12 septembre 1835.

Monsieur,

A la vue du jugement pénible pour vous, contraire aux intérêts de ceux que vous avez trouvé le moyen unique de guérir ou de soulager, je dois à la vérité l'aveu de ma reconnaissance.

Fils d'un père goutteux (s'il en fut jamais), mort d'une goutte remontée, après avoir été quinze ans au lit ou sur un fauteuil, je fus atteint de l'affreuse maladie en 1812, pour la première fois; j'avais alors 47 ans. Vigoureux, je traitai cela de bagatelle, mais les attaques presque périodiques me firent changer de ton; j'allai inutilement aux Eaux thermales; rien ne me soulagea. Je n'eus connaissance de votre remède qu'en 1833, dans le mois de septembre. Je me fis apporter d'Agen une demi-bouteille de votre Sirop que je gardai en attendant une crise; elle se présenta bientôt: le 4 novembre, à mon réveil, je me trouvai pris du pied droit, suffisamment pour ne marcher qu'avec un bâton; la journée fut mauvaise, la nuit d'après, affreuse et sans sommeil; au jour, il fallut les béquilles et sauter sur le pied gauche déjà menacé dès la nuit; la journée fut intolérable, et les douleurs augmentant au déclin du jour, me faisaient prévoir une nuit telle que les seuls goutteux peuvent la juger. Je crus alors que c'était le moment de tenter votre composition Je pris la première dose; selon votre ordonnance, je continuai jusqu'à la fin de la bouteille; je n'éprouvai aucune nausée, mais ne pouvant avaler tout d'un trait, je crachai beaucoup de glaires à chaque pause; je me couchai à neuf heures, et m'endormis de suite jusqu'au jour, sans entendre ma domestique qui me dit être venue plusieurs fois; le lendemain, je pus reprendre mon bâton et promener; l'enflure dura quelques jours; la douleur, d'abord morte, avait cédé avant; depuis cette époque, je n'ai pas eu la moindre atteinte. Voilà, Monsieur, le faible tribut de ma reconnaissance à un homme injustement tracassé, à qui je crois devoir le repos de ma vie.

Agréez, etc.

P.-P. MAYZONNADE.

Au château de Sariennois, ce 13 novembre 1834,
près de Ham.

Monsieur,

J'ai eu l'honneur de vous écrire au commencement de février dernier, et vous avez eu la bonté de me répondre le 17 du même mois, et d'une manière bien consolante, par vos bons avis sur ma situation goutteuse.

Depuis cette époque, je n'avais rien éprouvé de sérieux, qu'une fois ou deux; en juillet, peu de gonflement dans le pied gauche, et au commencement d'octobre dernier, une faiblesse dans les deux pieds; ce qui m'annonçait un accès prochain, et jusque là, je n'avais pris aucunement de votre précieux Sirop.

Mais le 22 du même mois d'octobre, la goutte se déclara d'une manière bien positive à la main droite avec des douleurs violentes, ainsi qu'au poignet; le 24, je pris le Sirop et le continuai jusques et compris le premier novembre courant sans interruption. Ce n'est que le quatrième jour que je sentis un mieux et que je vis le remède être encore maître de cet accès et en empêcher les progrès. Au bout de ces neuf prises, je me reposai jusqu'au 6; voyant un mieux sensible et ma main se débarrasser (mais pourtant elle restait toujours enflée et sensible), je me déterminai alors à reprendre la dose, les 7, 8 et 9 du courant, pour me débarrasser complétement, ce qui a réussi; il ne me reste plus aujourd'hui qu'un peu d'enflure et de faiblesse dans la main et dans le poignet, ainsi que dans les genoux et les jambes, attribuant cela à l'effet général du remède et à la diète modérée que j'ai faite depuis le 22, jour de l'attaque; bien persuadé que les forces ne tarderont pas à revenir aussitôt que ma main sera dégagée tout à fait de gonflement et de sensibilité, ajoutant à cela un peu plus de nourriture avec un exercice convenable. Ce Sirop m'a encore purgé et m'a enlevé bile et glaires. Voici, Monsieur, le second effet du remède dont je n'ai fait usage que deux fois; vous voyez que je suis heureux d'une pareille réussite, grâce à votre bien bonne découverte.

Agréez, etc.

D'ARBLINCOURT.

Caux près Pezenas, le 18 décembre 1833.

Monsieur,

Grâces vous soient rendues pour les bienfaits signalés que vous rendez à l'humanité souffrante. Agé de 69 ans, accablé de la goutte depuis 47 ans, j'ai le bonheur d'être du nombre de ceux qui ont éprouvé les bons effets de votre divin Sirop anti-goutteux. C'est au mois de mai dernier que j'ai commencé à en faire usage: j'étais alors souffrant d'un accès de goutte qui, à en juger par les antécédents, ne m'eût pas retenu moins de trois mois dans mon lit ou dans ma chambre. J'avais la goutte aux deux pieds, aux deux genoux, à la main droite, au coude gauche, jusqu'à la nuque, enfin à l'estomac, lorsque j'envoyai chercher votre remède. Le lendemain de la seconde prise, non-seulement mes douleurs eurent disparu, mais encore je me sentis assez de force pour aller à la grand'messe, et après la troisième prise, je me promenai dans le village pendant une bonne partie de la journée. Depuis lors, toutes les fois que j'ai ressenti quelque douleur de goutte, après la seconde prise de votre Sirop j'en ai été toujours délivré. Avant de faire usage de votre Sirop, la goutte me prenait très-souvent à l'estomac ou à la poitrine, et j'étais toujours tellement constipé que je restais ordinairement trois ou quatre jours sans pousser de selles, tandis que depuis sept ou huit mois, je n'ai pas éprouvé la moindre douleur à la poitrine ni à l'estomac, et mes selles sont très-réglées journellement et très-faciles.

J'ignore l'effet qu'a produit votre Sirop sur plusieurs goutteux de nos environs, auxquels j'en ai conseillé l'usage; mais je puis attester qu'un de mes concitoyens qui, il y a trois mois, était depuis quinze jours cloué sur son lit, très-souffrant de la goutte, se leva, descendit sans appui et se promena librement sur la place, après la troisième prise de ce remède, et il m'a assuré, il y a peu de jours, n'avoir ressenti aucune douleur depuis cette époque.

Recevez, etc.

VERNAZOBRES,
Percepteur de la réunion de Caux.

Puissalicon, le 19 décembre 1833.

Monsieur,

Je me sens fort heureux de pouvoir vous témoigner ma plus vive reconnaissance, sur l'effet qu'a produit sur moi votre Sirop anti-goutteux.

Je suis âgé de 63 ans et goutteux depuis l'âge de 40 ans.

Depuis que je souffre de cette cruelle maladie, j'ai cherché vainement du soulagement dans les remèdes connus; le vôtre seul m'a fait tout l'effet désirable, puisqu'à la première attaque où j'en ai fait usage il m'a évité beaucoup de souffrances, et, à la seconde, comme par enchantement, du soir au lendemain, j'ai été totalement soulagé. Obligé à chaque attaque de me servir de mes béquilles, elles sont mises dans un coin depuis que je me sers de votre Sirop.

Mes attaques, depuis neuf ou dix ans, étant devenues très-fréquentes, me laissaient libre six mois à peine dans le courant de l'année, et me retenaient dans ma chambre parfois quinze jours, un mois et jusqu'à deux mois; aujourd'hui, c'est-à-dire depuis que je prends votre Sirop comme préservatif, si quelque douleur vient à me surprendre, et que je suive le traitement indiqué par votre Mémoire, mes douleurs cessent, et dans moins de huitaine je suis parfaitement rétabli. J'ai même éprouvé que mes douleurs stationnent à l'articulation prise, sans suivre toutes les autres comme cela m'arrivait auparavant.

J'ai l'honneur d'être, etc.

BARRAL.

Sérighan, arrondissement de Béziers, département de l'Hérault, le 9 janvier 1834.

Monsieur,

La reconnaissance me fait un devoir de certifier que je viens de faire usage du Sirop de M. Boubée, pharmacien à Auch, pour combattre un paroxisme goutteux, et que j'en ai obtenu des effets vraiment merveilleux. Le second jour de mon traitement, mes douleurs si vives, si poignantes, se sont calmées comme par enchantement, et le quatrième jour j'ai pu non-seulement me lever, mais encore me promener, et le cinquième jour vaquer à mes affaires. Un semblable succès est d'autant plus extraordinaire, que ma goutte, qui date de 15 ans, avait résisté jusqu'ici à tous les médicaments connus, et qu'aucun traitement ne m'avait empêché de rester, à chaque attaque, pendant un et deux mois au lit sans pouvoir le quitter.

Fait à Sérignan, les jour, mois et an ci-dessus.

Certifié sincère et véritable :
JH. CABRILLAC.

Morlaix, le 27 mars 1833.

Monsieur,

Ayant eu occasion de venir au secours de quelques goutteux de mes amis, j'ai déjà bien avancé la provision de Sirop que vous m'aviez envoyée, et, ne voulant pas qu'une attaque me prenne au dépourvu, je vous prie de m'en expédier dix fioles, à votre commodité, mais cependant de manière à ce que je puisse les recevoir au plus tard dans le courant du mois d'août.

Voilà l'hiver passé sans que j'aie eu d'attaque ; c'est le premier depuis sept ans, et je ne puis attribuer cette amélioration dans mon état qu'à l'usage de votre remède. C'est un grand bien, sans doute, mais ce n'est pas tout, car j'ai encore les parties, qui étaient autrefois le siége du mal, engorgées, faibles et douloureuses. J'attends la cessation de cet état de gêne de l'absence prolongée des crises et de l'usage habituel de votre Sirop que je continuerai à prendre, même lorsque, si la chose est possible, je me trouverai entièrement rétabli.

Depuis le mois d'août, époque à laquelle j'ai eu recours à vous, je n'ai pris que deux fois le remède actif : deux mois, août et octobre ; encore la seconde fois, n'ai-je pas été obligé de garder le lit. Depuis, je me suis contenté de prendre, tous les 15 jours, la dose prescrite comme préservatif. C'est ce que je continuerai à faire, à moins que vous ne prescriviez quelques changements dans le traitement. Je souffre toujours plus ou moins, selon la disposition intérieure ou les variations de la température ; mais je dois dire que depuis que je fais usage de votre Sirop, je n'ai éprouvé que des douleurs très-supportables ; que je trouve dans ma situation une amélioration sensible que j'espère que la belle saison contribuera à consolider. Je vous dois donc, Monsieur, de la reconnaissance ; j'espère vous en devoir encore davantage, et je me plais à le reconnaître en vous offrant l'assurance de ma considération très-distinguée.

Votre dévoué et reconnaissant serviteur,

H. DEFORSANZ.

Arpajon, le 5 février 1834.

Monsieur,

Je vous prie de vouloir m'adresser une caisse de six bouteilles Sirop anti-goutteux. Je me trouve parfaitement soulagé en faisant usage de votre Sirop, car j'ai été pendant plusieurs années attaqué, trois ou quatre fois par an, d'accès très-longs et très-douloureux ; maintenant, cela se borne à un accès encore très-léger. Dites-moi, je vous prie, si votre Sirop doit être conservé à la cave.

Je suis avec une parfaite considération,

MORIN.

Saint-Jean-de-Maurienne (Italie), le 5 août 1832.

Monsieur,

Atteint d'un rhumatisme aigu ou goutteux depuis environ trois mois, j'ai été dans le cas, ces jours derniers, de faire usage de votre Sirop anti-goutteux, qui m'a procuré le plus grand soulagement dans les douleurs dont je souffrais, et qui ont parcouru presque toutes les articulations. C'est la seconde fois que j'éprouve ces douleurs aiguës; la première fois, elles m'ont saisi à l'âge de 22 ans, il y a de cela environ 8 ans.

Agréez, etc.,

PERRIER,

Avocat fiscal de la province de Maurienne.

Flavigny, le 25 janvier 1835.

Monsieur,

Il y a un an que, tenaillé par un accès de goutte très-long et très-douloureux, je vous écrivis, et que, par votre lettre du 29 janvier 1834, vous me conseillâtes d'attendre le retour du premier accès pour commencer l'usage de votre Sirop.

Au mois de janvier, je ne pouvais pas remuer; comme je vous le mandais, au printemps, j'ai eu un accès qui paraissait devoir être aussi grave que celui de l'hiver, mais j'ai usé de votre Sirop, suivant votre prescription, et je n'ai eu qu'un accès peu douloureux; j'ai continué le traitement préservatif; j'ai eu un accès en automne, et j'ai employé le traitement actif; j'ai éprouvé l'avantage de n'avoir que des douleurs très-légères qui n'ont point interrompu mon sommeil et qui ne m'ont point forcé à tenir le lit; je pense qu'il faut toujours continuer, et je m'empresse de vous demander un nouvel envoi.

Du reste, ma santé est très-bonne; j'ai toujours de l'embonpoint, cependant, moins que les années dernières; je prends beaucoup d'exercice en voiture, et je m'en trouve bien.

Veuillez me croire, etc.

POTIER-JOLYET, *juge de paix.*

Sancerre, 15 décembre.

Monsieur,

Voulant faire usage de votre Sirop anti-goutteux, je vous prie de vouloir bien m'en envoyer une bouteille. Ayez la bonté d'envoyer aussi une instruction sur la manière de le prendre, et l'ouvrage si vous en avez fait un. Ce n'est pas pour moi, je connais votre brochure, mais pour le malade que je traite, qui est un des juges du tribunal de Sancerre.

Déjà deux malades de cette ville, que je vois, se sont très-bien trouvés de votre Sirop. Je vous prie donc de m'en expédier de suite une bouteille. Vous recevrez trente francs pour le prix de la bouteille; ils sont remis à la poste.

Votre très-humble serviteur.

DUGENNE, *D.-M.*

Caillavet (Gers), le 1er novembre 1830.

A M. le Rédacteur du Journal du Gers.

Monsieur le Rédacteur,

J'avais maintes fois lu dans votre journal l'éloge du Sirop anti-goutteux que prépare M. Boubée, pharmacien à Auch, notamment la lettre que vous écrivit M. de Minvielle, qui, après avoir été dix années sans ne pouvoir bouger qu'à l'aide de béquilles, reste aujourd'hui (après avoir fait usage de ce médicament) toute la journée, sans inconvénient, à la chasse. Je me décidai à ce traitement; retenu depuis 20 mois par un rhumatisme goutteux des plus cruels, qui avait résisté à tout traitement, je ne pouvais bouger de mon lit et tenter un seul pas sans les plus cruelles souffrances. Après avoir usé pendant six jours de ce médicament, j'ai marché assez librement pour vaquer à mes affaires; mes douleurs ont disparu, et j'ai recouvré ma santé et mon agilité première.

Je vous prie, Monsieur le rédacteur, d'insérer ma lettre dans votre journal, afin que des malheureux infirmes, comme moi, puissent y trouver leur santé.

J'ai l'honneur, etc. PUJOS, *propriétaire.*

Saint-Sauvy, le 11 mars 1831.

Monsieur le Rédacteur,

La réputation dont jouit dans nos contrées le Sirop anti-goutteux préparé par M. Boubée, pharmacien à Auch, et les témoignages flatteurs que des personnes connues de moi en rendent journellement dans votre journal, m'engagèrent à en faire usage. Goutteux depuis trente ans, et comme perclus depuis bien des années, retenu au lit, sans mouvement, par des accès qui, durant six mois, me laissaient à peine un ou deux jours sans souffrance, je fis venir de chez ce pharmacien deux bouteilles de ce médicament; elles n'étaient pas achevées, que mes douleurs avaient disparu, et que j'avais recouvré assez d'agilité pour vaquer à mes affaires. Il s'est passé un an sans que j'aie éprouvé de souffrance, et, le mois de janvier dernier, j'ai, par l'usage de ce médicament, calmé une attaque en huit jours.

J'ai l'honneur d'être, etc.

BRISSAC.

Montferran, le 20 octobre 1833.

Monsieur le Rédacteur,

Attaqué de la goutte depuis ving-cinq ans, j'étais toujours dans les souffrances les plus horribles, perclus de tous mes membres, obligé de garder le lit, ou étendu sur une chaise longue neuf mois de l'année. Je fais usage depuis deux ans du Sirop anti-goutteux préparé par M. Boubée, pharmacien; aujourd'hui, mes douleurs ont disparu; j'ai repris de l'agilité et puis librement vaquer à mes affaires.

Plusieurs de mes voisins, moins atteints que moi, ont, par ce traitement, obtenu des effets radicaux. La reconnaissance m'impose le devoir de rendre ce témoignage public.

Je suis, etc. LAFITAU.

Enfin, je terminerai par une lettre de M. le comte de Tessières-Boisbertrand qui était, lorsque je présentai la formule de mon Sirop, chef du personnel du ministère de l'intérieur et chargé de la section des travaux publics; et on verra (malgré la décision ambiguë de l'Académie) l'opinion que cet habile administrateur avait et a conservée de ma découverte :

« Monsieur,

« J'avais déjà entendu parler de votre Sirop contre la goutte et les rhumatismes, à l'époque où les remèdes secrets rentraient dans mes attributions administratives; si mes souvenirs ne me trompent pas, vous produisîtes à cette époque des attestations qui me parurent mériter toute confiance; et ce fut avec beaucoup de regret que je me vis lié par la décision négative de l'Académie royale de Médecine. Mais, en obéissant à la loi qui ne me permettait pas de passer outre, je conservai l'opinion que je m'étais formée sur votre découverte. Je viens, aujourd'hui, Monsieur, vous en offrir une preuve en vous priant de vouloir bien me mettre en mesure d'en faire l'application sur moi-même.

« Une longue suite de travaux excessifs a fait naître ou développé chez moi un principe goutteux qui se fait sentir tantôt sur les mains, tantôt à la tête, tantôt sur l'estomac. Je désirerais faire l'essai du remède le plus tôt possible; et je vous serais fort obligé de vouloir bien ne pas perdre de temps.

« Je m'empresserai de vous en faire passer le prix par telle voie que vous m'indiquerez, ou par la poste s'il n'y en avait pas d'autres.

« Agréez, je vous prie, Monsieur, l'assurance de la considération très-distinguée avec laquelle je suis

« *Votre très-humble serviteur*,

« Comte DE TESSIÈRES-BOISBERTRAND.

« A Collonge-Bellerive, canton de Genève, le 16 sept. 1835. »

NOMS

DES

PHARMACIENS CORRESPONDANTS

A qui on pourra s'adresser pour avoir le Traitement.

AIN. — *Bourg*, Béraud; *Bellay*, Martin; *Nantua*, Mercier; *Gex*, Giron.

AISNE. — *Laon*, Boitelle; *Saint-Quentin*, Lebret; *Soissons*, Fournier; *Lafère*, Flavignon; *Vervins*, Brocelles; *Fer en Tardenois*, Latte; *Guise*, Monard et Lantoine; *Lacapelle*, Le Bonpoint.

ALLIER. — *Moulins*, Burelle; *Cusset*, Brue.

ALPES (Basses). — *Digne*.

ALPES (Hautes). — *Gap*, Sylve et Froment.

ARDÈCHE. — *Privas*, Pellier; *Argentière*, Amblard; *Tournon*, Barbier; *Annonay*, Germain.

ARDENNES. — *Mézières*, Cassan; *Sedan*, Amstein; *Réthel*, Misset; *Rocroy*, Sohet.

ARRIÈGE. — *Foix*, Violle; *Pamiers*, Barreire.

AUBE. — *Troyes*, Marchandé.

AUDE. — *Narbonne*, ; *Carcassonne*, Lajoux; *Limoux*, Tesseire.

AVEYRON. — *Rhodez*, Brugnière; *Milhau*, Guy; *Saint-Afrique*, Vernhes; *Villefranche*, Bousquet.

BOUCHES-DU-RHÔNE. — *Marseille*, Thumin, rue de Rome, 46; *Aix*, Garcin; *Arles*, Jouve; *Tarascon*, Allard.

CALVADOS. — *Caen*, Halbique; *Vire*, Lebret; *Lisieux*, Desfontenelle; *Pont-Lévêque*, Deleurme; *Falaise*, Hamon; *Bayeux*, Daché et Doullys; *Honfleur*, Delarue.

CANTAL. — *Aurillac*, Gaffard.

CHARENTE. — *Angoulême*, Manonneau et Dubert; *Barbesieux*, Rogron.

CHARENTE-INFÉRIEURE. — *La Rochelle*, Fleury; *Rochefort*, Roche, *Saintes*, Chenier et Godet fils; *Jonzac*, Pons.

CHER. — *Bourges*, Breu; *Saint-Amand-Monrond*, Petit.

CORRÈZE. — *Brives*, Grivel; *Tulle*, Borie.

CORSE. — *Bastia*, Nicolini.

CÔTE-D'OR. — *Dijon*, Boisseau; *Beaune*, Barberet.

CÔTES-DU-NORD. — *Saint-Brieuc*, Victor Durban, négociant; *Lannion*, Hortin; *Loudéac*, Bouri; *Guingamp*, Vadet; *Dinan*, Robert; *Treguier*, Vincenot.

CREUSE. — *Guéret*, Richon.

DORDOGNE. — *Périgueux*, Fauconnay, négociant; *Sarlat*, Dauriac; *Bergerac*, Branda; *Terrasson*, Rondeau.

DOUBS. — *Besançon*, Grante.

DRÔME. — *Valence*, veuve Audeyer; *Montélimart*, veuve Serres; *Romans*, Barry; *Nyons*, Chauvet.

EURE. — *Évreux*, Brunet; *Louviers*, Le Comte; *Pacy*, Duquesne.

EURE-ET-LOIR. — *Dreux*, Berthé; *Chartres*, Guilbert.

FINISTÈRE. — *Brest*, Freslon jeune; *Quimper*, Lebesconte.

GARD. — *Nîmes*, Ducros; *Alais*, Pienet.

GARONNE (HAUTE). — *Toulouse*, Pons; *Muret*, Muquet.

GERS. — *Auch*, Bladinière.

GIRONDE. — *Bordeaux*, Tappie, rue Judaïque; *Mancel*, Fossés de l'Intendance; *Bazas*, Glaroste; *Preignac*, Loquet; *Libourne*, Bergey.

HÉRAULT. — *Montpellier*, Figuier; *Beziers*, Audouard; *Ganges*, Durand.

ILLE-ET-VILAINE. — *Rennes*, Prevost et Praux; *Saint-Malo*, Guilbert; *Fougères*, Heude; *Montfort*, Lanos.

INDRE. — *Châteauroux*, Peyrot.

INDRE-ET-LOIRE. — *Tours*, Roche; *Chinon*, Guesnée; *Château-Renaud*, Pangoné.

ISÈRE. — *Grenoble*, Hippolyte Bouteille.

JURA. — *Lons-le-Saulnier*, Clavelin.

LANDES. — *Mont-de-Marsan*, Bergeron; *Dax*, Meyrac; *Saint-Sever*, Dubroca.

LOIR-ET-CHER. — *Blois*, ; *Romorantin*, Mignon.

LOIRE. — *Montbrison*, Fessy Denis; *Roanne*, Labor; *Saint-Étienne*, Martinet; *Rive-de-Gier*, Sœur Saint-Laurent.

LOIRE (HAUTE). — *Le Puy*, Tardy; *Brioude*, Héraud.

LOIRE-INFÉRIEURE. — *Nantes*, Vidie, Legé Lepré et Maury.

LOIRET. — *Orléans*, Mallard, Asselineau et Lapommeray; *Montargis*, Mauduit.

LOT. — *Cahors*, Baldy; *Gramat*, Garrigues fils.

LOT-ET-GARONNE. — *Agen*, Gauthier; *Nérac*, Berreté; *Marmande*, Mimaud.

LOZÈRE. — *Mende*, Lascols.

MAINE-ET-LOIRE. — *Angers*, Legé et Préaubert; *Saumur*, Touchet; *Chollet*, Hénon; *Beaugé*, Drouet.

MANCHE. — *Saint-Lô*, Lastelle; *Avranches*, Pinel; *Coutances*, Basset; *Valognes*, Leviennois.

MARNE. — *Reims*, Jolicœur; *Vitry-le-Français*, Pestre; *Châlons*, Regnaud.

MARNE (HAUTE). — *Langres*, Mestrier; *Bourbonne*, Haber, successeur d'Artaud; *Saint-Dizier*, Delorme; *Bourmont*, Bezu.

MAYENNE. — *Laval*, Leray, succcesseur de Pommerieul.

MEURTHE. — *Nancy*, Demange.

MEUSE. — *Bar-le-Duc*, Husson; *Verdun*, Guy; *Saint-Mihiel*, Godons.

MORBIHAN — *Hennebont*, Dumoulin; *Lorient*, Hortier et Garnier; *Vannes*, Jouanguy.

MOSELLE. — *Metz*, Worms; *Thionville*, Poin at; *Toul*, Joussant.

NIÈVRE. — *Nevers*, Bertin.

NORD. — *Lille*, Jean et d'Héré; *Cambrai*, Tordeux; *Valenciennes*, Vanderbouch; *Douai*, Beaulieu; *Dunkerque*, Dumoulin; *Armentières*, Jeanson; *Roubaix*, Pescart.

OISE. — *Beauvais*, Daniel.

ORNE. — *Alençon*, Houël, successenr de Loret.

PAS-DE-CALAIS. — *Arras*, Demazières; *Boulogne*, Demarle; *Saint-Omer*, Damart (Vincent); *Béthune*, Hauquelle; *Aire*, Catrice; *Montreuil*, William.

Puy-de-Dôme. — *Clermont*, Aubergier.

Pyrénées (Basses). — *Pau*, Lyonnet; *Bayonne*, Poynaud; *Orthez*, Maignes.

Pyrénées (Hautes). — *Tarbes*, Gudinot.

Pyrénées-Orientales. — *Perpignan*, Ferrer.

Rhin (Bas). — *Strasbourg*, J.-G. Kob.

Rhin (Haut). — *Mulhouse*, Claude; *Bedfort*, Beloux.

Rhône. — *Lyon*, Vernet, place des Terreaux; *Tarare*, Michel; *Villefranche*, Camille Amyot.

Saône (Haute). — *Gray*, Wislin; *Vesoul*, Maniglier.

Saône-et-Loire. — *Mâcon*, Lacroix; *Châlons*, Paquelin; *Charolles*, Bert; *Tournus*, Benin; *Autun*, Villedey.

Sarthe. — *Le Mans*, Aug. Leroi; *Mamers*, Granger; *Saint-Calais*, Guibert.

Seine. — *Paris*, pharmacie Gautier, rue Dauphine, 38, dépôt principal.

Seine-et-Marne. — *Melun*, Viola; *Meaux*, Lugan; *La Ferté-sous-Jouarre*, Dunand.

Seine-et-Oise. — *Versailles*, Leduc; *Mantes*, Le Coniac.

Seine-Inférieure. — *Rouen*, Esprit; *Le Hâvre*, Leconte; *Bolbec*, Lyot-Guyonnet; *Gournay-en-Bray*, Levavasseur; *Neufchâtel*, Lebreton; *Dieppe*, ancienne pharmacie Héraut; *Ingouville*, Dusaussey.

Sèvres (Deux). — *Niort*, Froger.

Somme. — *Amiens*, Bor; *Abbeville*, Capron; *Péronne*, Louvet.

Tarn. — *Castres*, Mialhe; *Lavaur*, Lachurié; *Alby*, Gardel.

Tarn-et-Garonne. — *Montauban*, Jeauffreaux; *Saint-Antonin*, Dutemps.

Var. — *Toulon*, Honoraty et Gaudran; *Brignolles*, Viau; *Antibes*, Riouffe; *Grasse*, Girandy.

Vaucluse. — *Avignon*, Rouvière.

Vendée. — *Bourbon-Vendée*, Leboyer; *Les Sables*, Audin; *Luçon*, Nauhaud.

Vienne. — *Poitiers*, Guichard.

Vienne (Haute). — *Limoges*, Malaud; *Bellac*, Brisset.

Vosges. — *Épinal*, Georgé; *Arbois*, Raguet; *Dié*, Humbert.

Yonne. — *Auxerre*, Belin; *Sens*, Souillard; *Tonnerre*, Roy; *Avallon*, Deschamps.

Dépôts à l'Étranger.

Belgique. — *Bruxelles*, Brunin, pharmacien, Montagne de la cour, 5; *Liége*, Peters, pharmacien; *Namur*, Lonys; *Mons*, Van Meert; *Gand*,

Coppens; *Ath*, Algrain; *Tournay*, Bossut; *Anvers*, Willems; *Malines*, Smont.

Italie. — *Naples*, Raphaële Gentile, arcada antecagna, 1 et 15; *Turin*, Monfredi frères; *Alexandrie*, Basilio; *Milan*, Spezieria Rivolta, pharmacien Corso S. Celso, 4331; *Florence*, Félix Michel; *Chambéry*, Bellenini; *Rome*, Franco Brioni.

Allemagne. — *Francfort*, W. Heermann, dépôt général pour toute l'Allemagne.

Hollande. — *Amsterdam*, Bruger, Kalvastraat, 165; *Rotterdam*, F. E. Van Sauten Kalff; *La Haye*, P. Hocher; *Hellemond*, Cuypers.

Angleterre. — *Londres*, Barbé, quadrant Regent-street, 60.

Russie. — *Saint-Pétersbourg*, Graeff et Diwsen-Perpective Newski, 31.

Turquie. — *Smyrne*, Bonhomme, négociant; *Constantinople*, Ottoni *Andrinople*, Bagliano.

Alger. — Deler, pharmacien.

Suisse. — *Genève*, Beyroud et compagnie, fabricants d'eaux minérales.

Espagne. — *Saint-Sébastien*, Vrascorza, pharmacien; *Gibraltar*, Lapoulide et Bastibas, négociants.

Sardaigne. — *Arma*, Molinary.

Amérique. — *Rio-Janeiro*, Villeneuve et compagnie; *Guadeloupe* (*Pointe-à-Pitre*), Gibert et compagnie; *Martinique* (*Saint-Pierre*), Dumoret; *Mexique* (*Vera-Cruz*), Adam frères; *Nouvelle-Orléans*, Paul Martin; *Bourbon*, Loupie et Toulorge; *New-York*, John Milhau; *La Havane*, Vital Lapeyre.

www.ingramcontent.com/pod-product-compliance
Ingram Content Group UK Ltd.
Pitfield, Milton Keynes, MK11 3LW, UK
UKHW032007260826
14628UKWH00005B/2335